Leben mit Histaminintoleranz

Ratgeber für Betroffene

mit umfangreichem Rezeptteil

Annika Rippelbach

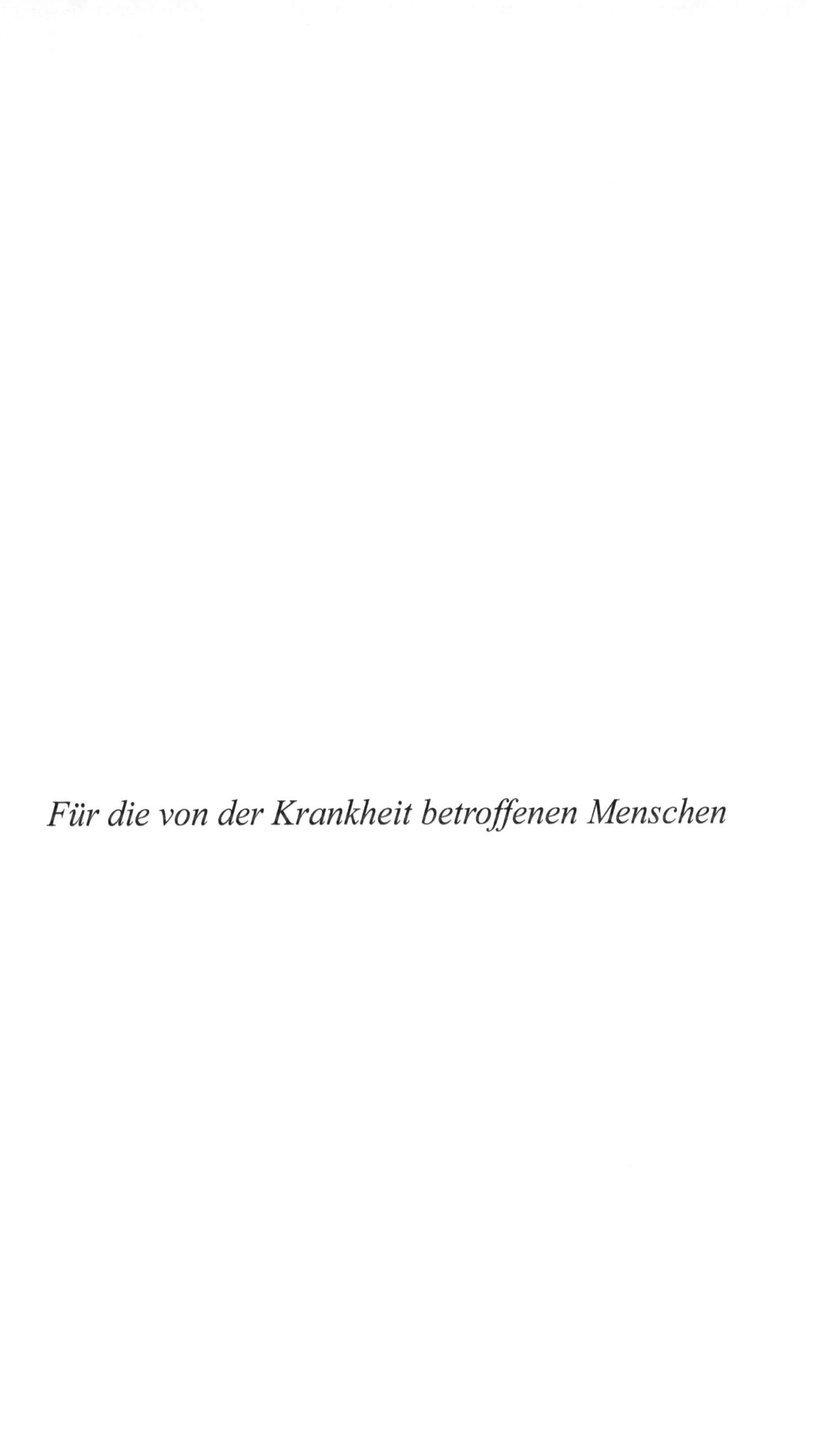

Für die von der Krankheit betroffenen Menschen

Inhaltsverzeichnis

Vorwort

Histaminintoleranz ist für die betroffenen Menschen ein reales Problem, welches häufig die vollständige Umstellung der Ernährung und Lebensweise nötig macht. Etwa 1% der in Mitteleuropa lebenden Menschen leiden an dieser schweren Nahrungsmittelunverträglichkeit. Circa 80% der Betroffenen sind Frauen ab dem 40-sten Lebensjahr. Histaminintoleranz ist also nicht „angeboren" oder vererbbar sondern eine im Laufe des Lebens erworbene Krankheit.

Diese, sich langsam und stetig entwickelnde, Lebensmittelunverträglichkeit (oft mit unterschiedlichen Allergien einhergehend) wird hervorgerufen durch die Verunreinigung von Gewässern, Luft und landwirtschaftlichen Nutzflächen mit Pestiziden, Stickstoff, Phosphor und vielen anderen agrochemischen Produkten, eingesetzt zur Steigerung von Ernteerträgen oder zur Vernichtung „schädlicher" Insekten. Gentechnisch veränderte Sorten und die hohe Umweltverschmutzung weltweit im allgemeinen, tragen zur Ausbreitung dieses relativ neuen (nur Umfang) Krankheitsbildes ebenfalls bei. Das ist speziell in den großen Ballungsgebieten heute schon nachweisbar!

Histaminintoleranz bedeutet zuerst einmal den Verzicht auf viele Lebensmittel und Getränke. Desweiteren muss die tägliche Zubereitung von Speisen und der Einkauf/ Bezug/Verarbeitung von Lebensmitteln konsequent angepasst werden. Liebgewonnene Gewohnheiten, wie das nachmittägliche Kaffee oder Tee trinken, werden sich schnell ändern! Bitte essen Sie nur noch frische, unbehandelte Lebensmittel (auch Tiefkühlware), welche Sie frisch verarbeiten, schonend garen und danach zügig verzehren müssen. Wieder aufgewärmte,"aufgearbeitete"oder nicht frisch zubereitete

Speisen sind ihrer hohen Histaminkonzentration wegen (welche jede Minute zunimmt!), für den weiteren Verzehr leider völlig ungeeignet.

Histamin bildet sich unter anderem auch bei der Lagerung, Behandlung (einschließlich Konservierung), Zubereitung und Verarbeitung von Nahrungsmitteln. Dieser farb-, geschmack und geruchlose, leicht menschliche Zellwände passierende Botenstoff ist, unterschiedlich konzentriert, in fast allen pflanzlichen sowie tierischen Lebensmitteln enthalten und wird ebenfalls von unserem Körper hergestellt, in welchem er für verschiedenste Funktionen benötigt wird. Histamin ist an zahlreichen bio-chemischen Abläufen und Prozessen im menschlichen Körper beteiligt, lebenswichtig und unersetzbar in seiner Funktion als Neurotransmitter.

Was genau ist Histamin bzw. Histaminintoleranz?

Histamin, welches vom menschlichen Körper gebildet wird, ist ein Gewebehormon, Enzym und Botenstoff (Neurotransmitter) der unter anderem in den Zellen der Magenschleimhaut bzw. den Mastzellen unserer Haut hergestellt werden muss und für viele körpereigene Funktionen verantwortlich ist. So zum Beispiel für die ordnungsgemäße Ausschüttung von Magensäure oder der Regulierung unseres Wach/ Schlafrhythmus, einschließlich des Blutdruckes u.v.a.. Histamin spielt ebenfalls eine wichtige Rolle bei der Gesunderhaltung und Stärkung unseres Immunsystems, sowie bei der Abwehr körperschädlicher Stoffe und Erreger.

Das Enzym, vom biochemischen Standpunkt aus betrachtet, gehört zur großen Gruppe der biogenen Amine, welche aus Stoffwechselprodukten unseres Körpers bestehen, die aus Aminosäuren zusammengesetzt sind und beim Ab- bzw. Umbau von Eiweiß gebildet werden. Histamin ist für den menschlichen Verzehr überaus wichtig, muss vom Körper mit der Nahrung aufgenommen werden und ist in vielen Nahrungsmitteln natürlicherweise, jedoch in sehr unterschiedlicher Konzentration enthalten.

Dieser leicht wasserlösliche Botenstoff bildet sich bei der Lagerung, Haltbarmachung, Zubereitung, Reifung oder Konservierung fast aller Lebensmitteln und wird nach der Aufnahme vom menschlichen Körper zügig abgebaut, umgewandelt oder eingelagert. Aus diesem Grund bitte alle Nahrungsmittel vor dem Verzehr immer sehr gründlich waschen, da auf diese Weise ein erheblicher Teil des sich ständig bildenden Histamins bereits abgespült werden kann.

Eine **Histaminintoleranz** bedeutet im allgemeinen, dass der menschliche Körper nicht mehr in der Lage ist das aufgenommene Enzym ordnungsgemäß umzuwandeln bzw. abzubauen. Diese körperliche Fehlfunktion führt meist zu akuten auch chronischen Beschwerden wie starken Kopfschmerzen, Nesselsucht, Migräne oder Verdauungsproblemen. Histaminunverträglichkeit geht häufig einher mit verschiedenen Allergien, wie Laktoseunverträglichkeit oder Zöliakie.

Von Allergien Betroffene müssen ihre Ernährungsweise dementsprechend anpassen und unbedingt allergieerzeugende Lebensmittel durch andere, geeignete ersetzen (z.B. bei Laktoseintoleranz: Hafer-, Mandel, Kokosmilch – selbst hergestellt; Zöliakie: satt Weizen: Dinkel, Quinoa und andere). Betroffene sollten stark histaminhaltige Lebensmittel wie z.B. gelagerte Fleisch- und Wurstwaren, Räucherfisch, Käse oder schwarzen Tee unbedingt meiden und nur Brot essen, welches ohne Hefe als Backtriebmittel hergestellt wurde. Im Anschluss habe ich Ihnen eine Tabelle erstellt, welche zahlreiche herkömmliche Lebensmittel/Genussmittel abbildet und im besonderen auf deren Verträglichkeit bzw. Bekömmlichkeitsgrad für Betroffene von Histaminintoleranz eingeht.

Wie erkrankt man an Histaminose?

Die genauen Ursachen der Krankheit sind bis heute nicht genau geklärt. Es wird davon ausgegangen, dass die, speziell im Dünndarm und der menschlichen Haut operierenden Enzyme (DOA, HNMT), welche für den ordnungsgemäßen Abbau von Histamin verantwortlich sind, in ihrer Aktivität behindert und/oder eingeschränkt werden.

Das erhöht die Konzentration von Histamin im menschlichen Körper, welcher dann (und bei weiterer Aufnahme) mit den im nächsten Abschnitt beschriebenen Symptomen reagiert.

Die Schulmedizin geht ebenfalls davon aus, dass hohe körperliche Anstrengung, regelmäßiger Stress, unsere ungesunde, nicht mehr naturverbundene Lebensweise einschließlich schlechter persönlicher Ernährungsgewohnheiten und Medikamentenmissbrauch die entscheidenden Faktoren bei der Entwicklung von Nahrungsmittelunverträglichkeiten sind.

Der hohe Grad an Umweltverschmutzung (speziell in den Großstädten), sowie der unaufhörliche Verzehr von fabrikmäßig hergestelltem Fleisch, chemisch behandelten und/oder genmanipulierten Getreidesorten, Obst und Gemüse schwächen unser Immunsystem nachhaltig.

Die Hauptaufgabe von Histamin jedoch ist die Steuerung der Mangensäureproduktion sowie die Ausführung verschiedener Funktionen bei der Verstoffwechselung. Ist der Magen-Darm Trakt (Sitz des Immunsystems) schwer gestört und nachfolgend unsere Abwehrsysteme einschließlich des Kreislaufes geschädigt, reagiert der menschliche Körper, seine Systeme schützend, mit vielen unterschiedlichen Allergien, Immunschwächekrankheiten, chronischen Magen-Darm Beschwerden oder eben Histaminose.

Die Symptome der Histaminintoleranz und ihre Auslöser

Es treten vielfältige Symptome bei Histaminunverträglichkeit auf. Betroffene und Mediziner berichten über Nesselsucht, welche sich meist manifestiert in starkem Juckreiz, Hautrötungen und Quaddelbildung.

Ebenso wird oft über Atembeschwerden (einschließlich Asthma), Migräne, Schwindelgefühle und Schlafstörungen geklagt. Außerdem treten bei nicht wenigen Betroffenen Symptome wie verstopfte Nasen und starke Verdauungsprobleme mit Durchfall, Blähungen und Bauchschmerzen auf.

Es wird aus den oben aufgeführten Gründen deshalb prinzipiell unterschieden in Lebensmittel, welche eine

Unverträglichkeitsreaktion auslösen können und Lebensmittel, welche Sie bedenkenlos verzehren dürfen. Zu der ersten Gruppe gehören alle Nahrungsmittel mit hohem Histamingehalt, welche eine unmittelbare körperliche Reaktion hervorrufen (siehe Tabelle).

Außerdem erwähnenswert sind Lebens- und Genussmittel, die selbst meist histaminarm sind, aber durch ihren Verzehr in unserem Körper eine bio-chemische Reaktion auslösen. Das, in den Mastzellen gespeicherte Histamin und Heparin wird nun auf diese Weise in den Blutkreislauf ausgeschüttet (alle Hefeprodukte, schwarzer Tee, scharfe Gewürze, weitere siehe Tabelle).

Nicht zuletzt kann eine Überbelastung auch mit dem verminderten oder gestörten Abbau des Gewebehormons zusammenhängen. Auch diese Unverträglichkeitsreaktion wird durch den Verzehr bestimmter Lebensmittel hervorgerufen. (z.B.: alkoholische Getränke, Kakao, Bananen, einige Medikamente.

Bitte beachten Sie streng und prüfen Sie ausgiebig, die weiter oben genannten Punkte bei der täglichen Zubereitung Ihrer Speisen und Getränke!

Therapiemöglichkeiten

Sollten Sie den Verdacht einer Histaminintoleranz hegen oder die Krankheit bereits diagnostiziert sein, müssen Sie unbedingt handeln. Eine komplette Ernährungsumstellung auf histaminarme Nahrungsmittel muss nun von Ihnen sofort durchgeführt werden.

Sie sollten schon erfahren, was oder welcher Stoff genau Sie krank macht.

Dazu beginnen Sie eine 14-tägige Diät, in welcher komplett auf alle in Frage kommenden Lebensmittel rigoros verzichtet wird. Im Zweifelsfall essen Sie wirklich nur Kartoffeln, Reis, Zucker, Salz und Wasser. Nach Durchführung dieses 14 tägigen Heilfastens beginnen Sie mit der langsamen Einführung histaminarmer Nahrungsmittel in Ihren Speiseplan. Bitte führen Sie ab jetzt über die regelmäßige Aufnahme von Nahrung genau Buch (Uhrzeit der Nahrungsaufnahme, welche Lebensmittel, körperliche Reaktion/Zeitpunkt).

Alle Lebensmittel, auf die Sie mit Unverträglichkeitssymptomen reagieren, müssen sofort und dauerhaft gemieden werden. Integrieren Sie ständig neue, Ihnen bekömmliche Lebensmittel, in den Speiseplan.

Die Nichtverwendung und dauerhafte Vermeidung von Nahrungsmitteln, auf die Sie mit Unverträglichkeit reagieren, ist für Betroffene der Histaminintoleranz der einzige Ausweg in ein gesundes und normales Leben! Alle weiterführenden Maßnahmen, Therapieansätze, einschließlich der Anwendung von Medikamenten sollten Sie mit Ihrem Hausarzt oder Mediziner Ihres Vertrauens abstimmen.

Im dem sich anschließenden Rezeptteil, haben erfahrenen Diätköche, speziell auf Histaminintoleranz abgestimmte Rezepte für Sie zusammengestellt. Rezeptideen, die wirklich von jedermann günstig und unkompliziert nachgekocht werden können und welche auch Ihren Gästen und Familienangehörigen schmecken werden.

Sie werden sicher bald feststellen, dass Sie trotz einer
Nahrungsmittelunverträglichkeit lecker essen und trinken können!
Lassen Sie sich von diesem Ratgeber dabei begleiten. Viel Kraft
und Erfolg!

Tabellarische Übersicht:

gut verträglicher und unverträglicher Lebensmittel bei Histaminintoleranz

Die hier nachstehend aufgeführten Lebensmittel aus dem grün
gekennzeichneten Bereich sind in der Regel für Menschen mit
Histaminintoleranz sehr gut geeignet bzw. gut verträglich und
leicht bekömmlich.

Die rot gekennzeichneten Lebensmittel sind histaminreich,
erzeugen Histamin durch Nahrungsaufnahme oder erschweren
dessen Abbau im Körper. Diese Nahrungsmittel sollten von Ihnen
unbedingt gemieden werden!

Alle nicht aufgeführten Lebensmittel müssen von den Betroffenen
individuell und leider sehr zeitaufwendig auf ihre Verträglichkeit/
Bekömmlichkeit geprüft werden.

Gut verträglich	Nicht verträglich
Gemüse: Brokkoli Brunnenkresse Blumenkohl Chicorée Chinakohl Gurke Kartoffel Knoblauch Kohl Kohlrabi Kräuter, frisch Kürbis Lauch Mais, frisch Mangold Möhre Paprika Pastinake Petersilie Radieschen Rettich rote Beete Salat, grün (Eisberg-, Feld-, Kopf) Spargel Süßkartoffel Zucchini Zwiebel	Aubergine Avocado alle Hülsen- früchte (u.A. Bohnen, Linsen, Soja) Sauerkraut Spinat Tomaten (und alle daraus hergestellten Produkte) Oliven Pilze: Steinpilz, Morchel Champignon Waldpilze
Obst: Apfel Aprikose Blaubeere Brombeere Dattel, frisch	Ananas Banane Erdbeeren Himbeeren Kiwi

Feige, frisch Esskastanie Granatapfel Hagebutte Heidelbeere Holunderbeere Johannisbeere, rot Kaki Kaktusfeigen Kirschen Lychee Mango Mirabelle Mispel Nektarine Passionsfrucht Pfirsich Preiselbeeren Quitte Rhabarber Sanddornbeere Sauerkirschen Stachelbeere Süßkirsche Wassermelone Zuckermelone	Papaya Zitrusfrüchte (Zitrone, Orange, Limette, Grapefruit)
Fleisch: naturbelassenes Frischfleisch von Geflügel, Rind, Schaf, Schwein, Wildschwein, Ziege Tiefkühlware Kochschinken	durch Trocknen, Pökeln, Räuchern oder Marinieren haltbar gemachte Lebensmittel

	Innereien fast alle Wurstwaren (Bratwurst, Cervelat- wurst, Leberwurst, Salami)
Fisch: alle Süß- und Salzwasserfische, außer die nebenstehend gelisteten	Anchovis Makrele Sardelle Sardine Tunfisch
Milchprodukte: alle Art von Frischmilchprodukten Butter Frischkäse (Butterkäse, Hüttenkäse, junger Gouda, Mascarpone, Mozzarella, Ricotta, Ziegenkäse) Molke Sahne	Alle gereiften Käsesorten (z.B.: alter Gouda, Halbhart- und Hartkäse, Schimmel-käse, Schmelz-käse, Weichkäse, etc.)
Getreideprodukte und Saaten: Alle Getreidearten in verschiedensten Formen Mais Reis, weiß poliert Hirse	Hefe und Hefe-produkte oftmals

Chiasamen Leinsaat Quinoa	Sauerteig Mohn
Nüsse: Kokosnuss Macadamia Mandel Maroni	Walnuss Cashewnuss Erdnuss
Öle und Fette: alle Pflanzenöle und -fette, und alle tierischen Fette sind in der Regel gut verträglich	-------
Getränke: Wasser, still	Alkohol Kaffee schwarzer Tee

unverträgliche Medikamente

Substanz	→	Wirkstoffe
Antibiotika Chloroqin,		Cefotiam, Cefuroxim,
Pentamidin		Clavualnsäure, Isoniazid,
Antidepressiva		Amitiptylin
Antihypertensiva Verapamil		Alprenolol, Dihydralazin,
Antihypotonika		Dobutamin
Antiarrhytmika		Propafenon
Broncholytika		Aminophyllin
Diuretika		Amilorid
H2 – Rezpetorantagonisten		Cimetidin
Lokalanästhetika		Pnilocain
Muskelrelaxantien		Alcuronium, Pancuronium
Mukolytika		Acetylcystein
Narkotika		Thiopental
Schmerzmittel/Analgetika NSAR, Pethidin		ASSMetamizol, Morphin,
Zytostatika		Cyclophosphamid

<u>Warme Küche</u>

Alaska Seelachs Filet mit Blumenkohlfrikadellen

Zutaten:

500 g Seelachs Filet (tiefgefroren)
175 g Blumenkohl
70 g zarte Haferflocken
ca. 30 g Semmelbrösel
60 g Mozzarella
50 g Quark
½ Zweig Dill
½ Bund Petersilie
3 EL Öl
4 Eier
Salz und Pfeffer

Zubereitung:

Der Blumenkohl wird zuerst in Röschen geschnitten, welche Sie gründlich waschen und danach mit Hilfe eines Messer/Küchenmaschine fein zerhacken.

Den gehackten Blumenkohl geben Sie in eine große Schüssel und vermengen diesen mit den Haferflocken.

Nun wird der Mozzarella Käse hinzugefügt und danach der Quark untergemischt. Verquirlen Sie zwei Eier und kneten diese (mit Ihren Händen) unter die Blumenkohlmasse, welche mit Pfeffer und Salz abgeschmeckt wird.

Den Backofen auf 200 Grad vorheizen und ein mit Backpapier

ausgelegtes Backblech vorbereiten. Aus der Blumenkohlmasse formen Sie nun (mit eingeölten Händen) 6-8 gleichmäßig große Frikadellen,welche danach auf dem Backblech platziert werden und für 20 Minuten backen.

Dann die Blumenkohlfrikadellen wenden und für weitere 10-12 Minuten backen lassen, bis diese eine appetitlich goldbraune Farbe angenommen haben.

Während die Blumenkohlfrikadellen backen bereiten Sie den Fisch zu. Die Alaska Seelachsfilets zuerst gründlich waschen. Die Kräuter putzen und waschen, danach fein hacken.

Verquirlen Sie nun die restlichen Eier mit Pfeffer, Salz und den fein gehackten Kräutern und füllen Sie die gewürzte Kräuterpanade auf einen Teller. Ein weiterer Teller wird mit Semmelbröseln gefüllt.

Nun werden die Seelachsfilets zuerst vollständig in dem Ei-Kräuter Gemisch gewälzt und anschließend in die Semmelbrösel gelegt, gewendet und von allen Seiten komplett mit den Bröseln bestreut.

Die Panade muss vollständig das Fischfilet umschließen!
Öl in einer Pfanne erhitzen und bei mittlerer Temperatur die panierten Fischfilets von jeder Seite für etwa 2 - 3 Minuten knusprig braten.

Das Fett vom Fisch tropfen lassen und diesen mit den fertigen Blumenkohlfrikadellen auf Tellern anrichten und servieren.

TIPP: Auch schmackhaft - ersetzen Sie einen Teil des Blumenkohl durch Brokkoli!

Hackbällchen mit Kartoffelspalten

Zutaten:

300 g Rinderhack (frisch oder tiefgefroren)

1 große Zwiebel

1 Zehe Knoblauch

300 g Kartoffeln

3 EL Sonnenblumenöl

3 EL Olivenöl

1 Ei

1 EL Thymian, getrocknet

½ TL Kümmel

Salz und Pfeffer

<u>Zubereitung</u>:

Das frische oder vollständig aufgetaute Rinderhackfleisch wird zunächst mit Salz, Pfeffer, Thymian und grob im Mörser zerstoßenem Kümmel gewürzt und dann mit einem Ei sowie 1EL Olivenöl gut verknetet.

Zwiebel und Knoblauch schälen, zerkleinern danach fein hacken und anschließend gleichmäßig in der Masse vermengen,welche nun für einige Minuten zugedeckt durchziehen soll.

Nach dem durchziehen formen Sie, mit eingeölten Händen, etwa 5 Mark Stück große Fleischbällchen, welche gleich im Anschluss in einer vorbereiteten Bratpfanne mit heißem Fett für etwa 6-8 Minuten knusprig braun gebraten werden. Bitte mehrmals wenden.

Den Kartoffeln werden ggf. die schlechten Stellen entfernt, danach gründlich waschen und abtrocknen. Nun werden die Kartoffeln der Länge nach halbiert und anschließend in Spalten von etwa 1,5 cm Größe geschnitten.

Die vorbereiten Kartoffelspalten werden jetzt zusammen mit einem halben Teelöffel Salz, 2 EL Olivenöl und dem getrockneten Thymian in eine geeignete Plastiktüte (z.B Gefrierbeutel, Frühstücksbeutel) gegeben, diese verschlossen und so lange von Ihnen vorsichtig geschüttelt, bis alle Kartoffelspalten von der Marinade vollständig umhüllt sind.

Den Backofen auf 220°C Ober-/Unterhitze vorheizen und ein Backblech mit Backpapier auslegen. Auf dem Backpapier die vorbereiten Kartoffelspalten platzieren und für 40 – 45 Minuten bei 220°C goldbraun backen.

Buntes Risi Bisi

Zutaten:

250 g weiser, polierter Reis
400 g Hähnchenbrust
5 mittelgroße Paprika (Farbe Ihrer Wahl)
25 - 40 ml Olivenöl
½ Bund Petersilie
Salz und Pfeffer

Zubereitung:

Den Reis genau nach Packungsangabe kochen. Die verschiedenfarbigen Paprika erst waschen, dann halbieren, vollständig das Kerngehäuse entfernen und danach in etwa 2 cm breite Streifen schneiden.

Die vorbereiten Paprikastreifen gut salzen und anschließend in einer Pfanne mit heißem Olivenöl von beiden Seiten für etwa 4 – 5 Minuten bei mittlerer Hitze goldbraun anbraten. Die Paprikastreifen auskühlen lassen, in mundgerechte Stücke schneiden und aufbewahren.

Nun wird das Hähnchenfleisch gut gewaschen, danach abgetrocknet und anschließen ebenfalls in mundgerechte Stücke geschnitten. Das Fleisch mit Salz, Pfeffer und einigen Tropfen Olivenöl würzen und nun für etwa 5 – 8 Minuten in wenig Öl scharf anbraten.

Die Petersilie waschen, putzen und dann fein hacken.

Nun alle der vorbereiteten Zutaten zu dem Reis geben, alles gut miteinander vermischen und sofort servieren.

Vollkornspätzle mit Brokkoli-Mangold Soße

Zutaten:

200 g Vollkornmehl

2 Eier

1 große Zwiebel

150 g Mangold

200 g Brokkoli

20 g geröstete Sonnenblumenkerne

100 ml Wasser

50 ml Kokosmilch

1 EL Rapsöl

Salz und Pfeffer

<u>**Zubereitung**</u>:

Vermischen Sie mit einem Schneebesen oder Handmixer 2 Eier, 3 g Salz und 100 ml Wasser. Dann langsam und unter ständigem Rühren das Vollkornmehl dazu geben, bis der Teig eine zähflüssige Konsistenz angenommen hat und Blasen schlägt.

Rösten Sie nun in einer Pfanne (ohne Öl) die Sonnenblumenkerne an und stellen diese anschließend zum abkühlen zur Seite.

Die Zwiebel schälen, halbieren und in kleine Würfel schneiden. Den Mangold putzen, Strunk entfernen, Blätter und Stiele voneinander trennen, in dünne Streifen schneiden, danach waschen, gut abtrocknen und separat aufheben (da die Stiele eine längere Kochzeit benötigen). Den Brokkoli ebenfalls waschen, putzen und anschließend in sehr kleine Röschen zerteilen.

Nun wird in einer Pfanne Rapsöl erhitzt und darin zuerst die Zwiebelwürfel glasig angebraten. Die Mangoldstiele dazu geben und für etwa 2 Minuten mit dünsten lassen. Anschließend mit der Kokosmilch ablöschen, wieder kurz aufkochen lassen, die Brokkoliröschen und Mangoldblätter hinzufügen und für 5 Minuten im geschlossenen Topf bei schwacher Hitze garen.

In der Zwischenzeit bringen Sie in einem großen Topf mit leicht gesalzenem Wasser zum kochen. Der Vollkornspätzleteig wird nun durch ein Spätzlesieb (oder mit Hilfe eines Teigschabers) in das kochende Wasser gedrückt. Wenn die Spätzle im Topf an die Wasseroberfläche steigen, diese etwa 25 – 30 Sekunden garen lassen, anschließend mit einer Schaumkelle heraus nehmen und warm stellen.

Die fertige Brokkoli-Mangold Soße wird jetzt mit Salz, Pfeffer und einigen Tropfen Olivenöl abgeschmeckt, danach über die Spätzle gegeben, die gerösteten Sonnenblumenkerne darüber gestreut, angerichtet und heiß serviert.

Gemüsebrühe (4 Einmachgläser)

Zutaten:

3 große Möhren

2 Stangen Porree

1 Kohlrabi

6 Zehen Knoblauch

4 Zwiebeln

1 Bund Liebstöckel

1 Bund Petersilie

1 Schachtel Gartenkresse

150 g Salz

<u>**Zubereitung:**</u>

Verwenden Sie unbedingt sterile Schraubdeckel – oder Einmachgläser!

Möhren, Zwiebeln und Kohlrabi schälen. Der Lauch muss sehr gründlich gewaschen werden. Danach das vorbereitete Gemüse in grobe Stücke schneiden.

Gartenkresse, Liebstöckel und Petersilie gut waschen, die Blätter vorsichtig abzupfen und anschließend grob hacken. Die Knoblauchzehen schälen, teilen und mit den Kräutern sowie dem Gemüse mit Hilfe eines Mixers etwa 3 Minuten zerhäckseln.

Die fertig gehäckselte Mischung wird nun gewogen und pro 100 Gramm Gemüse mit genau 12 g Salz vermischt. Danach für mindestens 15 Minuten durchziehen lassen und nochmals gründlich pürieren, bis eine breiige Masse entsteht. Diese in Einmachgläser abfüllen und im Kühlschrank aufbewahren!

Ihre Gemüsebrühe ist jetzt für mindestens 12 Monate bei Kühlschranktemperatur haltbar.

Dosierung: 1 – 2 Teelöffel Ihrer Instand Brühe ergeben 500 ml Flüssigkeit!

Die Brühe schmeckt stark würzig und ist natürlich frei von Geschmacksverstärkern oder anderen Zusätzen.

Traubenpolenta

Zutaten:

125 g Maisgrieß

½ l Milch

200 g helle Weintrauben

6 g Vanillezucker

1 g Zimt

Zubereitung:

Die Weintrauben zuerst waschen.
Etwa 100 g der Trauben werden mit der Milch kurz aufgekocht.

Danach die Wärmezufuhr unterbrechen und den Maisgrieß sowie den Vanillezucker vorsichtig einrühren. Nun die Masse etwa 8 – 10 Minuten quellen lassen.

Die restlichen Weintrauben werden zuerst geschält und anschließend in kleine Stücke geschnitten.
Jetzt die etwas abgekühlte Polenta auf Teller geben, mit dem vorbereiteten Traubenmus übergießen und servieren.

Flammkuchen (ohne Hefe)

Zutaten:

250 g Dinkelmehl

125 ml Wasser

150 g Schmand

2 EL Olivenöl

125 g Schafskäse

1 Paprika

2 große Zwiebeln

30 g Sonnenblumenkerne, Kürbiskerne oder Leinsaat (nach Geschmack)

Salz und Pfeffer

<u>**Zubereitung**</u>:

Das Dinkelmehl mit dem Salz gut vermischen und anschließend mit dem Öl und Wasser zu einem Teig verkneten. Den Teig ohne Hefe mit Hilfe eines Nudelholzes auf die Größe eines Backbleches ausrollen. Ein Backblech mit Backpapier auslegen und den ausgerollten Teig darauf platzieren.

Waschen Sie nun die Paprika, entfernen Sie restlos deren Kerngehäuse und schneiden Sie die Frucht anschließend in mundgerechte Stücke. Schälen Sie nun die Zwiebeln und schneiden Sie diese in feine Ringe.Zerbröseln Sie in einer geeigneten Schüssel den Schafskäse.

Mischen Sie nun 1 Teelöffel Olivenöl mit dem Schmand sowie etwas Salz und Pfeffer und bestreichen Sie mit dieser Mischung den vorbereiteten Flammkuchenteig.

Sparen Sie dabei an jeder Seite einen etwa 1 cm großen Rand aus. Nun werden die Zwiebeln, Paprikastücke, der Schafskäse und die Sonnenblumenkerne gleichmäßig auf dem Teig verteilt, der Backofen auf 220°C vorgeheizt und das Gericht für etwa 20 Minuten auf der mittleren Schiene gebacken.

Wenn der Flammkuchen knusprig braun ist wird er aus dem Ofen genommen, in Stücke geschnitten, auf Tellern verteilt und heiß serviert.

<u>Gefüllte Paprika</u>

<u>Zutaten</u>:

25 g Quinoa

2 große rote Paprika

1 große Zwiebel

2 Möhren

150 g Bio-Rinderhackfleisch

1 Eigelb

100 g Feta

½ TL Kokosfett

1 TL Olivenöl

1 TL Ihrer Gemüsebrühe

Salz und Pfeffer

einige Blättchen Basilikum

Zubereitung:

Das Quinoa nach Packungsangabe zubereiten.
Die Paprika waschen, halbieren, das Kerngehäuse restlos entfernen und danach mit der Schnittfläche nach unten auf ein mit Backpapier ausgelegtes Backblech legen.

Den Backofen auf 180°C vorheizen und nach erreichen der gewünschten Temperatur die vorbereiteten Paprikahälften für 10 Minuten backen.

Die Zwiebel schälen und fein hacken. Den Feta ebenfalls hacken und danach die geschälten und gewaschenen Möhren grob raspeln.

Nun wird das frische Hackfleisch in Kokosfett scharf angebraten und anschließend die feingehackten Zwiebeln einschließlich den geraspelten Möhren darunter gerührt und für weitere 2 – 3 Minuten mitgebraten.

Die Masse wird jetzt aus der Pfanne genommen, in eine Schüssel gefüllt und mit dem Quinoa, dem Eigelb, dem Fetakäse sowie dem Olivenöl sehr gut vermengt. Mit Salz und Pfeffer abschmecken.

Die vorbereiteten Paprikahälften werden nun in eine Auflaufform gelegt und mit der Quinoa-Hackfleischmasse befüllt. Geben Sie etwas fertige Gemüsebrühe (0,1-0,2 Liter) auf den Boden der Auflaufform und lassen Sie nun, für etwas 30 Minuten, die Paprikahälften im vorgeheizten Backofen bei 180°C garen.

Waschen Sie gründlich das Basilikum und den Thymian, zupfen Sie vorsichtig die Blätter ab, hacken diese fein und richten, die gefüllten Paprikahälften mit diesen garniert an.

Dinkelspagetti mit grünem Pesto

Zutaten:

250 g Dinkelspaghetti

1 Bio Hähnchenbrust

1 großer Brokkoli

1 Zweig Rosmarin

2 Zweige frisches Basilikum

60 g Grünkohl

2 Macadamianüsse

2 Walnüsse

1 TL Olivenöl

Salz

<u>**Zubereitung**</u>:

Für das Pesto wird zunächst der Grünkohl, das Basilikum, die verschiedenen Nüsse und das Olivenöl mit etwas Salz im Mixer zu einer leicht geschmeidigen Masse püriert. Diese danach im Kühlschrank ziehen lassen.

Im Anschluss wird der Brokkoli gut gewaschen und in seine Röschen geteilt, welche dann in einem Topf mit Salzwasser für etwa 10 – 12 Minuten bei mittlerer Hitze gedünstet werden.

Bereiten Sie nun die Spagetti, genau nach Packungsangabe in kochendem Wasser zu. Die Hähnchenbrust wird gut abgewaschen, abgetrocknet und anschließend in mundgerechte Stücke geschnitten. Nun das Rosmarin erst waschen, dann die Nadeln vom Stiel zupfen und fein hacken.

Mit dem Rosmarin und etwas Salz die vorbereiteten Hähnchenstücke würzen und gut miteinander vermengen.

Jetzt das Olivenöl in einer Pfanne erhitzen und darin die Hähnchenstücke bei mittlerer Hitze für etwa 8 Minuten, bei gelegentlichem umrühren, braten bis diese durchgegart sind und eine schöne goldbraune Farbe angenommen haben.

Jetzt werden die fertig gegarten Dinkelnudeln abgegossen, diese vollständig abtropfen lassen und zurück in den heißen Topf geben.

Das Basilikum-Grünkohl Pesto nun gleichmäßig auf die Nudeln verteilen, ein Mal kurz umrühren und im geschlossenem Topf für 2 – 3 Minuten gut durchziehen lassen.

Anschließend werden die gedünsteten Brokkoliröschen sowie die gebratenen Hähnchenstücke unter die Nudeln gerührt, gut vermengt und sofort serviert.

Ofenkartoffel mit Tsatsiki

Zutaten:

2 große oder 4 mittelgroße Kartoffeln

1 Salatgurke

1 kleine Zehe Knoblauch

1 Zwiebel

300 ml griechischer Joghurt

125 g Sahnequark

2 EL Olivenöl

½ EL Apfelessig

Majoran

frischer Dill (nach Geschmack)

Salz, Pfeffer

Aluminiumfolie nach Bedarf

<u>**Zubereitung**</u>:

Die Kartoffeln bitte sehr gründlich abwaschen, ggf. sanft abbürsten, aber ohne diese zu schälen.

Danach schneiden Sie, je nach Größe für jede Kartoffel eine passende Aluminiumfolie zurecht, in welcher die Frucht mittig platziert wird.

Stechen Sie nun mit einer Gabel etwa 3 – 4 Mal, ca. 1,5 cm tief in die Kartoffel hinein (dient der Gewürzaufnahme und Entwässerung). Nun über jede Kartoffel etwas Olivenöl gießen und mit reichlich Salz und Majoran würzen.

Die Aluminiumfolie wird nun vorsichtig um die Kartoffel gewickelt und diese so lückenlos verschlossen. Im auf 220°C vorgeheizten Ofen werden die Kartoffeln jetzt, je nach Größe, für 30 – 40 Minuten gebacken.

Die Gurke schälen und mit Hilfe einer Reibe klein reiben. Den überschüssige Saft bitte anderweitig verwenden. Nun wird der griechische Joghurt mit dem Sahnequark und der geriebenen Gurke vermischt. Schälen Sie jetzt die Zwiebel und den Knoblauch, hacken beides anschließend fein und rühren dann gründlich alles unter das Tsatsiki.

Fügen Sie nun einen Esslöffel Olivenöl hinzu, würzen mit Pfeffer, Salz und Dill und schmecken schließlich das Gericht mit dem Apfelessig ab.

Die jetzt fertigen Folienkartoffeln auf Tellern anrichten und zusammen mit dem Tsatsiki servieren.

<u>*Blumenkohl- Kartoffelauflauf*</u>

<u>Zutaten</u>:

4 - 6 Kartoffeln

300 g Blumenkohl

3 kleine Zwiebeln

1 Zehe Knoblauch

3 TL Dinkelvollkornmehl

100 g Butterkäse

100 ml Sahne

1 TL Sonnenblumenöl

½ Bund Schnittlauch

½ Bund Petersilie

Salz und Pfeffer

→ *wenn möglich:* mit Kümmel und Muskatnuss würzen

<u>**Zubereitung**</u>:

Die Kartoffeln werden gewaschen und dann ungeschält in reichlich Salzwasser gar gekocht. Nach dem Abkühlen die Kartoffeln abpellen und in ca. 1 cm dicke Scheiben schneiden. Der Blumenkohl wird zuerst gewaschen, danach in kleine Röschen geteilt und einmal kurz blanchiert (mit heißem Wasser übergossen).

Die Zwiebeln und den Knoblauch schälen. Die Zwiebel würfeln und den Knoblauch fein hacken. Die Petersilie und den Schnittlauch erst putzen, dann waschen und anschließend fein hacken.

Erhitzen Sie nun in einer Pfanne Sonnenblumenöl und braten darin Zwiebeln und Knoblauch glasig an. Anschließend werden die vorbereiteten Kräuter, das Mehl und die Sahne in die Pfanne gegeben und alles mit Pfeffer und Salz gewürzt. Unter rühren kurz andicken lassen.

In eine eingefettete Auflaufform werden nun abwechselnd zuerst Kartoffelscheiben, darauf die Sahne-Kräutersoße, sowie die Blumenkohlröschen geschichtet. Die abschließende Schicht soll die Sahne-Kräuter sein.

Zum Schluss den Butterkäse reiben und danach gleichmäßig über den Auflauf streuen. Im vorgeheizten Backofen wird das Gericht nun bei 180°C für 20 Minuten überbacken und sofort serviert.

TIPP: Schmeckt auch gut mit Brokkoli, anstelle des Blumenkohl!

Waffeln

Zutaten (für 6-8 Waffeln):

250 ml Milch

2 Eier

1 Prise Salz

180 g Dinkelmehl (Typ 630)

1 TL Zimt

1 TL Weinsteinbackpulver

(2 EL Kokosblütenzucker, je nach Belieben)

Zubereitung:

Eier trennen & das Eiweiß steif schlagen.

Milch, Eigelb, Kokosblütenzucker & Salz miteinander verrühren.

Mehl und Backpulver sieben, dazugeben & verrühren.

Den Eischnee unterheben & den Teig portionsweise im Waffeleisen für ca. 2-3 Minuten backen.

Putengeschnetzeltes mit Reis

Zutaten:

150 g Reis, weiß, poliert

250 g Putenbrust (ganz frisch oder tiefgefroren)

3 Möhren

1 Zucchini

1 Zwiebel

1 Zehe Knoblauch

½ Bund Petersilie

3 EL Naturjoghurt

200 ml Wasser

3 EL Olivenöl

1 TL Ihrer Gemüsebrühe

4 g Salz

<u>**Zubereitung**</u>:

Schälen und würfeln Sie die Zwiebel, deren eine Hälfte Sie anschließend in einem Esslöffel Olivenöl kurz anbraten (die restlichen Zwiebelwürfel bitte aufbewahren). Geben Sie nun den Reis und danach 200ml Wasser dazu. Einmal kurz aufkochen lassen das Salz dazu geben und danach bei schwacher Hitze und im geschlossenem Topf für etwa 15 Minuten köcheln lassen.

Die Putenbrustfilets zuerst gut waschen, danach abtrocknen (z.B.: Küchenkrepp, Geschirrtuch), anschließend in mundgerechte Streifen schneiden und mit Salz würzen.

Waschen und putzen Sie bitte nun die Zucchini und die Möhren, welche anschließend in feine Streifen geschnitten werden.

Nun in einer Pfanne Olivenöl erhitzen und die Zwiebelwürfel und Möhrenstreifen darin anrösten. Danach die Zucchini dazu geben und bei mittlerer Hitze und unter häufigem Umrühren für mindestens 5 Minuten dünsten.

Das gedünstete Gemüse wird nun aus der Pfanne genommen und in dieser erneut Olivenöl erhitzt, in welchem die vorbereiteten Putenstreifen scharf angebraten werden. Mit Wasser ablöschen und aufkochen lassen, danach einen Teelöffel Gemüsebrühe einrühren und anschließend das Gemüse wieder dazu geben. Das Gericht wird nun vom Herd genommen und für ca. 2 Minuten ruhen gelassen.

Die Petersilie waschen, fein hacken und in den Joghurt mischen. Nun den „Petersilienjoghurt" in das Gericht geben und sehr gut verrühren. Das Putengeschnetzelte auf dem Reis anrichten. Heiß servieren!

Ravioli mit Ricotta-Kräuter Füllung & Karottensoße

Zutaten:

Nudelteig:

450 g Dinkelmehl (Typ 630)

4 Eier

1 TL Salz

1 EL Olivenöl

Füllung:

250 g Ricotta

Schnittlauch & Basilikum

getrocknete Kräuter nach Bedarf

Salz

Die Ravioli können natürlich auch mit anderen Zutaten gefüllt werden, wie z.B. Kürbispüree oder Ricotta & Bärlauch

Karottensoße:

3 Karotten

1 (Baby) Karotten Gläschen

350 ml Wasser

100 ml Milch

getrocknete Kräuter

Salz

1/2 Zwiebel

Kokosöl

<u>**Zubereitung**</u>:

Teig vorbereiten:

Für den Ravioli-Teig alle Zutaten miteinander verkneten, bis ein
glänzender Teig entsteht. Den Teig zu einer Kugel formen, mit
Frischhaltefolie einwickeln & für 30 Minuten kühl ruhen lassen.

Ravioli-Füllung:

Inzwischen die Füllung vorbereiten: Die Kräuter fein hacken, mit
Ricotta verrühren & mit Salz abschmecken.

Teig ausrollen:

Ravioli-Teig aus dem Kühlschrank nehmen, in 3 Stücke teilen & jedes Stück durch die Nudelmaschine drehen bis der Teig eine Dicke von ca. 3 Millimeter hat.

(Man kann den Ravioli-Teig aber auch gut mit einem Nudelholz ausrollen)

Ravioli füllen:

Den Teig mit Ravioli-Förmchen ausstechen, jeweils 1 TL der Ricotta-Füllung in die Mitte geben & verschließen. Die gefüllten Ravioli auf eine bemehlte Arbeitsfläche legen, sodass sie nicht zusammen kleben.

Karottensoße:

Karotten + Zwiebel klein schneiden & in Kokosöl anbraten.

Karotten Gläschen, Wasser, Milch & getrocknete Kräuter dazu geben. Die Soße für ca. 10 Minuten köcheln lassen, anschließend pürieren & mit Salz abschmecken.

Ravioli kochen:

Ravioli für ca. 10 Minuten in kochendem Salzwasser köcheln lassen, mit einem Schaumlöffel herausnehmen & mit der Soße servieren.

<u>Zucchini Spaghetti "Carbonara"</u>

<u>Zutaten</u>:

100 g weißes Mandelmus

250 ml Wasser

1 Zwiebel (netto 120 g)

4-5 Stängel Schnittknoblauch & Petersilie

Salz

1 EL Olivenöl

1 Zucchini

<u>Zubereitung</u>:

Mandelmus mit Wasser vermengen.

Zwiebel in kleine Würfel schneiden & in Olivenöl anbraten.

Schnittknoblauch & Petersilie fein hacken.

Mandelmus-Mix, Petersilie & Schnittknoblauch dazugeben.

Das ganze kurz aufkochen & andicken lassen.

Zucchini mit einem Spiralschneider zu Spaghetti schneiden & unter die Soße mischen.

ca. 1-2 Minuten kurz köcheln lassen & mit Salz abschmecken.

Blumenkohlfrikadellen

Zutaten:

1 große Salatgurke

500 g Blumenkohl

1 Ei

100 g junger Gouda

2 EL Olivenöl

1 Bund Petersilie

2 Stängel Dill

Salz

→ *wenn möglich:* mit Pfeffer und Muskatnuss würzen

Den Blumenkohl zuerst waschen, danach abtrocknen und anschließend mit Hilfe einer Küchenreibe so fein zerreiben, bis seine Konsistenz der von Grieß ähnlich wird.
Die Petersilie putzen, waschen, fein hacken und einen Teil (etwa 2 EL) für die spätere Garnitur zurückbehalten.

Der geriebene Blumenkohl wird nun in einer großen Schüssel mit dem jungen Gouda Käse, der Petersilie und dem Ei vermischt, sowie mit Salz (Pfeffer und Muskatnuss) gewürzt und danach so lange miteinander verknetet, bis ein glatter Teig entsteht.

Die Gurken bitte waschen, putzen und in dünne Scheiben schneiden. Die Gurkenscheiben gleichmäßig auf Tellern verteilen, salzen und mit der zurückbehaltenen Petersilie bestreuen. Die Dillzweige ebenfalls waschen, gut abtrocknen, die Blättchen abzupfen und fein hacken. Den feingehackten Dill über die Gurken streuen.

Nun wird in einer großen Pfanne Öl erhitzt und mit eingeölten Händen aus der Blumenhohlmasse relativ große Gemüsefrikadellen geformt, welche für mehrere Minuten (etwa 5 – 8 Min., je nach Größe) von beiden Seiten gebraten werden, bis diese eine appetitlich goldbraune Farbe angenommen haben.

Abschließend bitte abkühlen lassen und auf den vorbereiteten Tellern anrichten.

Lammkoteletts mit Kaisergemüse

Zutaten:

6 Lammkoteletts (tiefgefroren á 60 – 70g)

350 g Blumenkohl

2 große Möhren

1 Bund Petersilie

1 Zweig Rosmarin

4 Zweige Thymian

5 Tropfen Apfelessig

3 EL Olivenöl

25 g Butter

Salz

→ *wenn möglich:* mit Pfeffer und Muskatnuss würzen

<u>**Zubereitung**</u>:

Den Knoblauch schälen und auspressen. Danach die Kräuter waschen und gut abtrocknen. Die Petersilie wird anschließend fein gehackt, vom Rosmarin und Thymian die Nadeln bzw. Blättchen vorsichtig abzupfen und ebenfalls fein hacken.

Mischen Sie nun Thymian, Rosmarin und die Hälfte der gehackten Petersilie mit 2 Esslöffel Olivenöl, Salz (Pfeffer) und dem Apfelessig in einer geeigneten Schale zu einer Marinade und platzieren darin, für mindestens 2 Stunden die vollständig aufgetauten, gewaschenen und abgetrockneten Lammkoteletts. Bitte im Kühlschrank aufbewahren!

Den Blumenkohl putzen, waschen und anschließend in kleine Röschen zerteilen. Die Möhren werden ebenfalls geputzt, gewaschen und danach in Salzwasser gargekocht. In Anschluss abkühlen lassen und die Möhren in Scheiben schneiden. Den Blumenkohl in reichlich Salzwasser garkochen, dann abgießen, abkühlen lassen und zusammen mit den Möhrenscheiben in einer Pfanne/Topf mit zerlaufener Butter für 1 – 2 Minuten anschwenken. Die zurückbehaltene Petersilie wird über das vorbereitete Kaisergemüse gestreut, mit Salz (Pfeffer und Muskatnuss) gewürzt und vermengt.

Nehmen Sie nun die Lammkoteletts aus der Marinade und salzen (pfeffern) Sie diese von beiden Seiten. Sehr wenig Olivenöl in einer Pfanne, besser Grillpfanne erhitzen und die Koteletts für 2 – 3 Minuten bei starker Hitze darin braun braten. Bitte mehrmals wenden.

Die Lammkoteletts mit dem Kaisergemüse auf Tellern anrichten und sofort servieren.

TIPP: Die vorgestellte Marinade eignet sich auch zum marinieren anderer Fleischsorten hervorragend! Übrigens schmecken Lammkoteletts auch mit Ofenkartoffeln sehr gut!

Lachsfilet mit Spargel und Joghurtsoße

Zutaten:

80 ml Joghurt

50 g Frischkäse

2 Lachsfilets (tiefgefroren)

300 g Spargel

5 Tropfen Apfelessig

3 EL Olivenöl

½ Bund Petersilie

1 großer Zweig Dill (auch getrocknet)

Estragon, getrocknet

Salz (Pfeffer)

Die Lachsfilets im Warmwasserbad für etwa 10 - 12 Minuten schonend antauen lassen, bis diese leicht biegsam sind.

Den Spargel bitte gut putzen, schälen, waschen und anschließend im geschlossenem, mit reichlich Salzwasser gefülltem Topf ein Mal aufkochen lassen. Danach bei geringer Hitze für etwa 10 Minuten im Topf gar ziehen lassen und anschließend abgießen.

Nun werden alle oben genannten Kräuter zuerst geputzt dann gewaschen, die Blätter abgezupft und diese danach fein gehackt. Mischen Sie jetzt die vorbereiteten Kräuter mit dem Naturjoghurt, dem Frischkäse sowie dem Apfelessig und würzen Sie die Joghurtsoße ausreichend mit (Pfeffer) und Salz. Danach mit 10 – 12 Tropfen Olivenöl abschmecken.

Die Lachsfilets werden gründlich unter kaltem Wasser abgespült und anschließend abgetrocknet. In einer Pfanne jetzt 2 EL Olivenöl erhitzen und darin die Lachsfilets unter mehrmaligem Wenden für etwa 10 Minuten (5 – 6 Min. je Seite) goldbraun braten, bis „Bratstreifen" sichtbar sind. Nach dem ersten Wenden mit Salz, nach dem letzten Wenden mit Pfeffer würzen.

Den Spargel auf Tellern anrichten und mit der vorbereiteten Soße übergießen. Im Anschluss die Fischfilets neben dem Spargel platzieren und sofort servieren.

TIPP: Schmeckt auch mit Ofenkartoffeln, Reis oder frisch gekochtem Gemüsemais!

Nudeln mit Paprika Cashew Soße

Zutaten:

2 rote Paprika

1 EL Olivenöl

300 ml Milch

1 Zwiebel

50 g Cashewkerne (ungesalzen)

1 1/2 EL Stärke

2 EL Paprikamark

10 g Petersilie

Salz

200 g Dinkel Nudeln

Zubereitung:

Nudeln nach Packungsanweisung zubereiten.

Paprika & Zwiebel in feine Würfel schneiden.

Paprikawürfel in Olivenöl anbraten.

Die Paprika mit Milch, Cashewkernen, Zwiebel, Stärke,
Paprikamark & Petersilie pürieren.

Alles kurz aufkochen lassen & mit Salz abschmecken.

Die gekochten Nudeln unterheben & mit Petersilie garnieren.

Weißkohlauflauf

Zutaten:

300 g Weißkohl

2 große Zwiebeln

200 g Bio Rinderhackfleisch

50 g junger Gouda

50 g Saure Sahne

1 EL Butter

3 TL Sonnenblumenöl

½ Bund Petersilie

Salz

→ *wenn möglich:* mit Pfeffer und Muskatnuss würzen

<u>**Zubereitung**</u>:

Den Weißkohl zuerst halbieren, dann putzen, den Strunk restlos entfernen, danach den Kohl gut waschen, abtropfen lassen, in mundgerechte Streifen schneiden und anschließend blanchieren.

Schneiden Sie nun die Zwiebeln, welche Sie anschließend würfeln und mit dem Hackfleisch mischen. Mit Salz und Pfeffer würzen. Erhitzen Sie jetzt Öl in einer Pfanne und braten darin das Hackfleisch-Zwiebel Gemisch scharf an. Nach dem Bratvorgang wird eine Auflaufform mit Butter eingefettet und darin abwechselnd jeweils Weißkohl und Hackfleisch übereinander geschichtet.

Reiben Sie den Gouda Käse und hacken Sie die gewaschene und geputzte Petersilie fein. Vermischen Sie den Käse und die Petersilie mit der Sahne zu einer Soße, welche Sie vorsichtig über die vorbereiteten Weißkohl-Hackfleisch Schichten gießen.

Den Backofen nun auf 200°C vorheizen und den Weißkohlauflauf für etwa 40 Minuten darin backen lassen, bis er eine appetitlich goldbraune Farbe angenommen hat.

Sesam-Schollenfilets mit arabischem Kartoffelsalat

Zutaten:

400 g Schollenfilets (tiefgefroren)

4 mittelgroße Kartoffeln

1 mittelgroße Zwiebel

1 Zehe Knoblauch

15 g Dinkelmehl

1 Ei

½ Bund Petersilie

2 – 3 TL Olivenöl

25 g Sesam

Kurkuma

Oregano

Salz (Pfeffer)

<u>**Zubereitung**</u>:

Die Schollenfilets auftauen lassen, der Länge nach teilen, gut abwaschen, abtrocknen, danach jedes Schollenfilet gleichmäßig mit Olivenöl einreiben und ausreichend salzen.

Die Kartoffeln werden nun geschält, geviertelt und wie gewöhnlich in reichlich Salzwasser gargekocht. Nach dem Garprozess die Kartoffeln abgießen, etwas abkühlen lassen und mit Hilfe einer Gabel zu einem groben Brei zerdrücken.

Jetzt werden Zwiebeln und Knoblauch geschält, welche anschließend fein gehackt und der Kartoffelmasse zugegeben werden. Die Petersilie waschen, abtrocknen, ebenfalls fein hacken und in die Kartoffelmasse geben. Diese wird nun mit Salz (Pfeffer), Kurkuma und Oregano gewürzt und abschließend mit 2 – 3 TL Olivenöl abgeschmeckt. Alles gut miteinander vermischen und vor dem servieren einige Minuten durchziehen lassen.

Es werden nun 3 Teller vorbereitet, von denen der erste mit Mehl, der zweite mit verquirltem Ei und der dritte mit Sesamsamen bestückt ist. Die Schollenfilets werden nun der Reihe nach und wie oben beschrieben in jedem der 3 Teller von beiden Seiten vorsichtig gewendet und anschließend in einer vorbereiteten Pfanne in heißem Öl für ca. 4 – 5 Minuten unter 1 – 2 maligem wenden goldbraun gebraten.

Die fertigen Sesam-Schollenfilets auf Tellern anrichten und zusammen mit dem nun durchgezogenen Kartoffelbrei servieren.

Pellkartoffeln mit Kräuterquark

Zutaten:

6 Kartoffeln

250 g Quark

1 TL Leinöl (nativ)

1 Zwiebel

½ Salatgurke

½ Bund Petersilie

½ Bund Schnittlauch

Salz und Pfeffer

Zubereitung:

Die Kartoffeln bitte gründlich waschen und danach ungeschält in reichlich Salzwasser garkochen und anschließend abgießen.

Die Zwiebel schälen und in feine Würfel schneiden. Die Gurke ebenfalls schälen und in kleine Würfel schneiden. Waschen und putzen Sie nun die Petersilie und den Schnittlauch, welche beide fein gehackt werden.

Das Leinöl, die vorbereiteten Kräuter und das zerkleinerte Gemüse werden jetzt mit dem Quark gut vermischt und danach mit Salz und Pfeffer - ggf. mit etwas mehr Leinöl - abgeschmeckt.

TIPP: Der Quark schmeckt auch hervorragend als Brotaufstrich!

Kräuterpfannkuchen

Zutaten:

125 g Dinkelmehl

175 ml Milch

2 kleine Eier

1 Zwiebel

Petersilie (frisch oder getrocknet)

Basilikum

Dill

Salz

3 EL Rapsöl

<u>**Zubereitung**</u>:

Verrühren Sie das Dinkelmehl mit Salz, den Eiern und der Milch mit Hilfe eines Schneebesens zu einem dünnen Pfannkuchenteig, welcher daraufhin für 20 – 30 Minuten zum Quellen in den Kühlschrank gestellt werden soll.

Die Kräuter bitte gründlich waschen, danach putzen, die Blätter vorsichtig abzupfen und diese anschließend fein hacken. Nun die Zwiebel schälen, ebenfalls fein hacken und zusammen mit den Kräutern unter den Pfannkuchenteig rühren.

Erhitzen Sie jetzt etwas Öl in einer beschichteten Pfanne und geben Sie, mit Hilfe einer Kelle, den Teig in das heiße Öl, bis der Pfannenboden gleichmäßig und vollständig bedeckt ist. Von beiden Seiten nun, für jeweils etwa 2 – 3 Minuten goldbraun braten, auf Tellern anrichten und servieren.

TIPP: Schmeckt wunderbar mit dem Schafskäsesalat.

Gemüse Lasagne

Zutaten:

Dinkel Lasagneblätter

1 Zucchini

2 Paprika

2 Karotten

1/2 Zwiebel

300 ml Wasser

2 EL Paprikamark oder 1 Karotten (Baby) Gläschen

etwas Salz

getrocknete Kräuter (Oregano/Basilikum)

1 TL Kokosöl

Zutaten für die Kräuter-Béchamelsoße:

1 EL Butter

1 EL Dinkelmehl Typ 630

100 ml Gemüsebrühe (ohne Hefeextrakt)

100 ml Milch

etwas Salz

Petersilie, Schnittlauch & Basilikum

Zubereitung:

Zwiebel, Paprika + Karotten fein würfeln & in Kokosöl anbraten.

Paprikamark/ Karotten Gläschen & Wasser dazugeben.

Ca. 15 Minuten köcheln lassen.

Mit Salz & Kräutern abschmecken.

Kräuter-Béchamelsoße:

Kräuter fein hacken.

Butter in einem Topf schmelzen lassen.

Mehl dazugeben & mit einem Schneebesen verrühren.

Mit Gemüsebrühe ablöschen & kräftig rühren, sodass keine Klümpchen entstehen.

Milch dazugeben & kurz aufkochen lassen.

Hitze reduzieren, Kräuter dazugeben & mit Salz abschmecken.

Zucchini in Scheiben schneiden (sie werden dann wie die Lasagneblätter geschichtet).

Jetzt wird geschichtet: in einer Auflaufform immer abwechselnd, Gemüsesoße, Zucchini, Lasagneplatten & ab und zu Béchamelsoße schichten.

Dabei sollten die Lasagneplatten immer gut mit Soße bedeckt sein.

Als letzte Schicht kommt nochmal Béchamelsoße.

Bei 200 Grad für ca. 35 Minuten in den Backofen.

Spargelcreme Suppe

Zutaten für ca. 4 Personen:

ca. 300 g Spargel
ca. 1/2 flach-gestrichenen Teelöffel Salz
eine Prise Zucker
50 g frische Butter
40 g Weizenmehl
ca. 200 ml Sahne (mind. 30 % Fett)
zwei Eigelb
etwas gehackte Petersilie

Zubereitung:

Den Spargel schälen, in mundgerechte Stücke schneiden und in ca.
1 1/4 l Salzwasser mit der Prise Zucker etwa 10 – 15 Minuten gar
ziehen lassen. Den Spargel und den Sud trennen, aber nicht
verwerfen.

Butter in einem Topf zerlassen, das Mehl hinzufügen und
anschwitzen, aber nicht braun werden lassen. Dann vorsichtig und
nach und nach ein Liter Spargelsud auffüllen und unter Rühren ca.
10 Minuten kochen.

Ca. 125 ml Sahne mit den Eigelben verrühren, die Suppe vom
Herd nehmen und damit legieren (den Rest der Sahne steif
schlagen). Mit Salz abschmecken.

Den Spargel in die Suppentassen geben, die Suppe aufgießen.
Dann mit je einem Esslöffel geschlagener Sahne und gehackter
Petersilie garnieren.

Kürbis Suppe

Zutaten: (für 2 Portionen)

1/2 Kürbis (Butternut oder Hokkaido)
1/4 Zwiebel
1 kleines Stück Ingwer
ca. 400 ml Wasser
1 TL Kurkuma
etwas Salz
1 TL Kokosöl
1 TL Kürbiskernöl
nach Bedarf 2-4 EL Hanfsamen
nach Bedarf Schmand

Zubereitung:

Zwiebel kurz in Kokosöl anbraten.

Ingwer + Kürbis dazugeben und mit anbraten.

Wasser dazugeben, so dass alles bedeckt ist.

Das ganze ca. 15-20 Minuten leicht köcheln lassen.

Dann alles pürieren & mit etwas Kurkuma + Salz abschmecken.

Zum Servieren in Suppenteller füllen, Hanfsamen darüber streuen, Kürbiskernöl und Schmand nach Bedarf dazu geben.

Selleriecremesuppe

Zutaten für 3–4 Personen:

2–3 Kartoffeln

1 Pck. Suppengrün

1/2 Stangensellerie

2 cm dickes Stück Ingwer

1 kl. rote Zwiebel

3 Zehen Knoblauch

2 EL Butter

ca. 600 ml Brühe (Fleisch- oder Gemüse)

1 Becher Sahne/Schlagobers

1 Scheibe junger Käse, z. B. Gouda

100 ml Weißwein, z. B. Sauvignon Blanc

1 Msp. Kardamom

1/2 Chilischote oder ein paar Chilifäden

Salz & Pfeffer

Schwarzkümmel und frische Petersilie zum Garnieren

<u>**Zubereitung:**</u>

Butter in einer Pfanne erhitzen.

Zwiebel, Knoblauch & Ingwer schälen. Grob würfeln und in der Butter glasig anschwitzen.

Mit Weißwein ablöschen und Brühe aufgießen.

Geschälte und gewürfelte Kartoffeln sowie Suppengrün hinzugeben. 10 Minuten köcheln lassen.

Sellerie waschen und in grobe Scheiben schneiden. Hinzugeben und weitere 10 Minuten köcheln lassen.

Pürieren. Sahne/Schlagobers hinzugeben. Käsescheibe zerreißen und in der Suppe schmelzen lassen.

Mit Kardamom, gehacktem Chili oder, wer es milder mag, nimmt stattdessen Chilifäden, Salz und Pfeffer abschmecken und auf kleiner Flamme (Gas) oder bei Restwärme (Elektro) noch etwas ziehen lassen.

Mit frischer Petersilie und Schwarzkümmel servieren.

Hackfleisch-Brokkoli Pizza

Zutaten:

150 g Dinkelmehl
50 ml lauwarmes Wasser
1 EL Backpulver
1 EL Olivenöl
1 TL Salz

1 Paprika, gelb
1 Paprika, rot
1 kleine Zehe Knoblauch
1 Zwiebel
150 g Brokkoliröschen
1 EL Ihrer Gemüsebrühe

100 g Bio Rinderhackfleisch oder gemischt
50 g Schafskäse
25 g junger Gouda
25 g Butterkäse

1 Bund Petersilie
Oregano
etwas Thymian
Salz und Pfeffer

Die rote Paprikaschote bitte gründlich waschen, putzen, komplett das Kerngehäuse entfernen und anschließend in grobe Stücke zerteilen. Nun die Zwiebel und den Knoblauch schälen, dann fein hacken.

Jetzt wird in einer Pfanne das Olivenöl erhitzt und danach das vorbereitete Gemüse darin kurz angebraten. Die Petersilie ebenfalls waschen, gut putzen, hacken und mit in die Pfanne geben. Es wird nun mit 50 ml Wasser der Pfanneninhalt „abgelöscht", danach die Hitzezufuhr verringert und anschließend wieder zum kochen gebracht.

Geben Sie nun die Gemüsebrühe dazu und lassen jetzt das Gargut für etwa 5 Minuten köcheln. Anschließend wird der Pfanneninhalt mit Hilfe eines Pürierstabes zu einer geschmeidigen Masse verarbeitet, mit Oregano und Thymian gewürzt und zum Schluss mit Salz und Pfeffer abgeschmeckt.

Das Hackfleisch mit Salz und Pfeffer würzen, bei starker Hitze kurz scharf anbraten und zum abkühlen zur Seite stellen.

Waschen Sie die gelbe Paprika, putzen diese gründlich, entfernen komplett das Kerngehäuse und schneiden Sie dann die Frucht in dünne Streifen. Den Brokkoli ebenfalls gründlich waschen und in kleine Röschen zerteilen.

Für den Teig werden Dinkelmehl, Salz und Backpulver gut miteinander vermischt, danach das Wasser und 1 EL Olivenöl hinzugefügt und alle Zutaten solange miteinander verknetet, bis ein glatter Teig entstanden ist. Rollen Sie diesen Teig auf einer bemehlten Unterfläche dünn aus und fetten Sie ein passenden Backblech mit etwas Olivenöl ein.

Den vorbereiteten Pizzateig auf das Backblech legen und mit der Gemüsesoße bestreichen.
Den Schafskäse zerbröseln und davon etwa die Hälfte gleichmäßig auf dem Pizzaboden verteilen. Hackfleisch, gelbe Paprikastreifen und Brokkoliröschen großzügig auf die Pizza geben. Den fertigen Pizzaboden mit dem restlichen zerbröselten Schafskäse, sowie dem jungen Gouda und dem zerriebenen Butterkäse belegen.

Zum Schluss für 10 – 15 Minuten bei 180°C im vorgeheizten Ofen backen lassen, bis der gelbe Käse zerlaufen und der Schafskäse leicht angebräunt ist.

TIPP: Belegen Sie Ihre Pizza doch auch einmal mit Mozzarella Käse, Zwiebelringen und/oder gekochtem Schinken!

Pancakes

Zutaten:

3 Eier

100 ml Milch

1 Prise Salz

80 g Dinkelmehl (Typ 630 oder Vollkorn)

(1 Päckchen Bourbon Vanille Zucker, je nach Belieben)

1-2 EL Kokosöl zum Anbraten

Zubereitung:

Eier trennen.

Das Eiweiß steifschlagen.

Die restlichen Zutaten vermengen & das Eiweiß unterheben.

Den Teig in die heiße Pfanne geben & in Kokosöl anbraten.

Richtig lecker schmecken sie wenn man noch Ahorn-Sirup darüber gibt.

Porridge mit Kirschen und Johannisbeeren

Zutaten:

20 g Haferflocken
400 ml Frischmilch (alternativ: Reis-, Hafer- oder Mandelmilch)
25 g geschroteter Leinsamen
frische Kirschen
Johannisbeeren
2 EL Honig/Agavensaft
10 Tropfen Olivenöl
etwas Salz

Zubereitung:

Die Kirschen bitte halbieren und entkernen. Johannisbeeren waschen und von der Rispe ziehen.

Danach die Milch in einem großen Topf erhitzen und dabei vorsichtig das Salz, die Haferflocken und den Leinsamen in diese einrühren. Einmal aufkochen lassen und dann bei schwacher Hitze unter gelegentlichem Umrühren für 6 – 8 Minuten köcheln lassen, bis die gewünschte Konsistenz erreicht ist.

Nach dem Abkühlen mit Honig süßen, mit Olivenöl abschmecken und gut verrühren.

Das Porridge auf tiefen Teller anrichten, die vorbereiteten Früchte darüber geben und servieren.

TIPP: Ersetzen Sie die Johannisbeeren durch helle, halbierte Weintrauben. Ideal als Frühstück oder Zwischenmahlzeit; schmeckt auch kalt sehr gut!

Heiße Getränke

In der Regel gut bekömmlich für Menschen mit
Histaminintoleranz sind, neben den anschließend gelisteten
Heißgetränken auch Hagebuttentee, Rooibusch, Melisse oder
Petersilie.

Rosenblüten Tee

Zutaten:

1 EL getrocknete Rosenblüten

1 Liter Wasser

1 EL Honig (optional)

Zubereitung:

Frisch gekochtes, heiß sprudelndes Wasser auf einen Esslöffel getrocknete Rosenblüten gießen und danach für mindestens 5 – 6 Minuten ziehen lassen.

Nach dem Ziehen durch ein Sieb filtern und ggf. mit Honig süßen.

Ingwer Tee

<u>Zutaten</u>:

10 cm Ingwerwurzel

1 Liter Wasser

1 EL Honig (optional)

<u>Zubereitung</u>:

Die Ingwerwurzel schälen, danach in kleine Stückchen schneiden und anschließend in eine passende Kanne geben.

Frisch gekochtes, sprudelnd heißes Wasser aufgießen und für 5 – 10 Minuten ziehen lassen.

Kurkuma Tee

Zutaten:

10 – 12 cm Kurkumawurzel

1 Liter Wasser

1 EL Honig (optional)

Zubereitung:

Die Kurkumawurzel bitte gut schälen, danach in etwa 1 cm dicke Scheiben schneiden und anschließend in eine passende Kanne geben.

Frisch gekochtes, sprudelnd heißes Wasser aufgießen und für 5 – 15 Minuten ziehen lassen.

Mit der Länge der Ziehdauer intensiviert sich das Aroma erheblich.

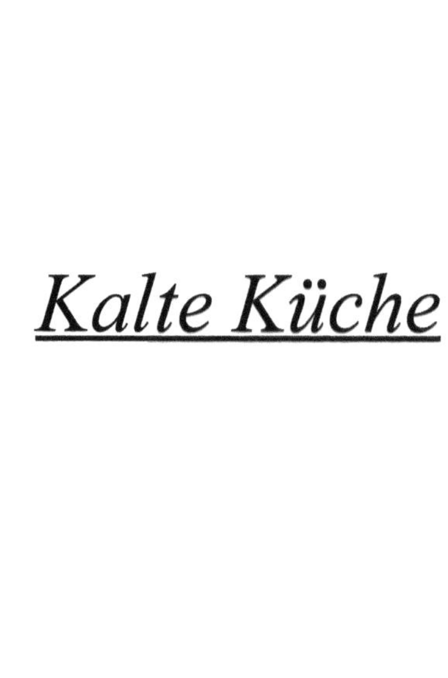

<u>Kalte Küche</u>

Mangosalat

Zutaten:

300 g Mango

4 Aprikosen

½ Granatapfel

3 Tropfen Olivenöl

1 EL Honig

Zubereitung:

Die reife Mango(s) schälen, in mundgerechte Stücke schneiden und in eine passende Schüssel geben.

Die Aprikosen vierteln und danach die reifen Kerne eines halben Granatapfels aus dem Gehäuse lösen und zu den Mangostücken geben.

Am Schluss bitte mit 3 – 4 Tropfen Olivenöl und einem Esslöffel Honig abschmecken und vorsichtig vermengen.

Chiapudding mit Blaubeeren

Zutaten:

35 g Chiasamen

200g g Blaubeeren (tiefgefroren)

200 ml Milch

1 EL Honig

etwa 1 cm Vanilleschote zum Auskochen

Zubereitung:

Kochen Sie die Vanilleschote in der Milch kurz auf und lassen diese dann im zugedeckten Topf für etwa 10 Minuten ruhen. Entfernen Sie die Vanilleschote aus der Milch und rühren Sie einen Esslöffel Honig hinein.

Den Chiasamen in die Milch streuen, gut vermengen und über Nacht in einem Schraubdeckelglas im Kühlschrank quellen lassen.

Die Blaubeeren werden kurz vor dem Genuss mit Hilfe einer Gabel etwas angequetscht und anschließend in den Chiapudding eingerührt.

TIPP: Schmeckt auch mit selbstgemachter Kokos- oder Mandelmilch hervorragend!

Frühstücksmüsli

Zutaten:

100 g Haferflocken

25 g Cornflakes

20 g Dinkel oder Hirse Pops

10 g geschält Sonnenblumenkerne

5 Mandeln

4 Macadamianüsse

2 EL Kokos Chips

½ Apfel

1 – 2 EL Honig oder Agavensaft (optional)

Zubereitung:

Die Mandeln und Cashewnüsse zuerst mit Hilfe eines Messers oder im Mörser stark zerkleinern. Den Apfel waschen, das Kerngehäuse komplett entfernen und anschließend, einschließlich Schale fein raspeln.

Die restlichen Zutaten in einer großen Schüssel oder Behälter vermengen und danach mit dem geraspeltem Apfel und den zerstoßenen Nüssen gut vermischen.

Das Müsli auf tiefen Tellern anrichten, mit dem Honig/Agavensaft süßen und mit Joghurt oder Frischmilch servieren.

Schafskäsesalat

Zutaten:

½ Eisbergsalat (auch Feld- Kopf- oder römischer Salat)

50 g Feta Käse

75 g Weinbeeren, weiß, kernlos

1 Frühlingszwiebel

¼ Bund Petersilie

1 Zweig Oregano

1 Zweig Thymian

Salz (und Pfeffer)

2 EL Olivenöl

½ TL Apfelessig (oder Weißweinessig)

<u>**Zubereitung**</u>:

Die Weintrauben bitte gut waschen, halbieren und ggf. die Kerne entfernen.

Den Salat bitte ebenfalls gründlich waschen, dann abtrocknen und anschließend in etwa 2 cm breite Streifen schneiden.

Die Frühlingszwiebel waschen, putzen und danach in dünne Ringe schneiden. Nun die restlichen Kräuter waschen, putzen, deren Blättchen vorsichtig abzupfen und diese anschließend fein hacken. Die vorbereiteten Kräuter werden nun mit dem Apfelessig und 2 EL Olivenöl zu einer Salatsoße verrührt.

Bevor Sie den Salat auf Tellern anrichten, bitte zuerst mit den zerteilten Weintrauben und der angerührten Salatsoße gründlich vermischen.

TIPP: Der Schafskäse lässt sich auch durch schmackhaften Feta, Mozzarella oder andere Frischkäsesorten ersetzen!

Kokosmilch

Zutaten:

1 Kokosnuss, mittelgroß

50 ml stilles Wasser

das Mark einer ¼ Vanilleschote

Zubereitung:

Die Kokosnuss wird geöffnet und das ablaufende Kokoswasser aufgefangen. Danach die Nuss halbieren und anschließend das Fruchtfleisch mit Hilfe eines Messers herauslösen.

Nun die Vanilleschote anschneiden und das benötigte Vanillemark auskratzen.

50 ml stilles Wasser, das aufbewahrte Kokoswasser, sowie das herausgelöste Fruchtfleisch der Nuss werden nun im Mixer miteinander vermischt und anschließend glatt gerührt.

Bitte gut gekühlt lagern und innerhalb von 3 Tagen aufbrauchen.

Hafermilch

Zutaten:

100 g Bio Haferflocken

1 Liter stilles Wasser

nach belieben Honig, Dattelsüße oder Stevia

wenig Salz

Zubereitung:

100 g Haferflocken mit 100 ml Wasser vermischen und in einem passenden Behälter für mindestens 10 bis 12 Stunden (im Kühlschrank lagernd) einweichen.

Danach das überschüssige Wasser abgießen und die Haferflocken mit einem Liter stillen Wasser auffüllen.

Die Masse jetzt salzen und anschließend im Mixer fein pürieren.

Nun wird die Flüssigkeit durch ein feines Tuch oder Sieb gepresst, wieder aufgefangen und im Kühlschrank für etwa 3 – 4 Tage aufbewahrt.

Nach Belieben mit Dattelsirup, Honig oder Stevia süßen.

Wenn die zubereitete Hafermilch etwas bitter schmeckt, braucht diese nur erhitzt zu werden und sollte für etwa 10 Minuten leicht köcheln.

Mandelmilch

Zutaten:

200 g Mandeln (Bio)

0,5 – 1 Liter stilles Wasser

Agavendicksaft, Birnendicksaft, Honig oder Stevia

Zubereitung:

Bitte die Mandeln über Nacht in kaltem Wasser einweichen, am nächsten Morgen abgießen und danach gut abtrocknen.

Die vorbereiteten Mandeln werden jetzt in einem geeigneten Mixgerät zuerst fein gemahlen und anschließend, je nah Geschmack, mit einem halben bis zu einem Liter stillem Wasser aufgefüllt (auf diese Weise variieren Sie den Anteil der Mandelkonzentration).

Nun mit Agavendicksaft, Honig, Birnendicksaft oder Stevia süßen und danach gut vermischen.

Zum heraus sieben der festen Bestandteile wird die Mandelmilch, im Anschluss, durch ein feines Tuch oder Sieb gefiltert.

Im Kühlschrank für 3 – 4 Tage haltbar.

Fruchtiger Frühstücksshake

Zutaten:

400 g frische Kirschen

200 ml selbstgemachte Kokosmilch

1 EL braunen Zucker

¼ Vanilleschote

150 ml Naturjoghurt

100 ml Sahne

Zubereitung:

Die Kirschen waschen, entsteinen und in einen Mixer geben.

Die Kokosmilch, den braunen Zucker und das ausgekratzte Mark einer viertel Vanilleschote hinzufügen und kurz durchmixen.

Nun mit dem Naturjoghurt und der Sahne auffüllen und wiederum einmal kurz durchmixen, bis eine vollständig homogene Flüssigkeit entstanden ist.

Danach den Frühstücksshake unbedingt kalt stellen und gut gekühlt servieren.

TIPP: Ersetzen Sie die Kirschen durch Obst der Saison, Beerenfrüchte oder Mango!

Hausgemachter Senf

Zutaten:

115 g Senfkörner (Qualitätsware)
100 ml Wasser
75 ml Essig
30 g brauner Zucker
7 g Salz

Zubereitung:

Die Senfkörner für etwa 12 Stunden einweichen lassen und danach das Wasser abgießen. Die Senfkörner werden in einer Gewürzmühle (Multizerkleinerer / Standmixer) zu einem feinen Senfmehl zermahlen.

Das Wasser, Zucker und Salz mit dem Essig aufkochen, bis sich das Salz vollständig aufgelöst hat (wenn Sie Kräuter verwenden möchten, diese jetzt mit aufkochen lassen). Der Sud muss nun ruhen, bis er sich auf unter 30°C abgekühlt hat, da Senfmehl keine hohen Temperaturen verträgt.

Der abgekühlte Sud wird jetzt mit dem Senfmehl vermischt und mit dem Pürierstab (oder Standmixer) zu einer glatten Masse verrührt (nach Geschmack Honig hinzufügen). Sollte die Masse zu zäh sein, bitte wieder etwas Wasser unterrühren.

Füllen Sie danach den Senf in Gläser und bewahren Sie diese zwischen 6 und 8 Wochen gut verschlossen im Kühlschrank auf. Der Senf ist sehr, sehr scharf, wird aber wenige Tage nach seiner Herstellung milder. Bitte probieren Sie ihn deshalb frühestens nach 3 – 4 Tagen!
TIPP: Zur Geschmacksoptimierung verarbeiten Sie bitte auch verschiedene Kräuter (z.B.: Thymian, Dill, Estragon), Trockenobst oder Honig!

Histaminarme Mayonnaise (ca. 250g)

Zutaten:

250 ml Sonnenblumenöl
1 Hühnereigelb
100 g Joghurt (optional)
1 TL Senfkörner, gemahlen
½ TL Salz
1 EL Apfelessig
1 Priese Zucker
1 Priese Paprikapulver

Zubereitung:

Bitte unbedingt alle Zutaten ausschließlich bei Zimmertemperatur verarbeiten (das Eigelb ebenfalls).

Geben Sie das Eigelb, den Zitronensaft, den Apfelessig, das Salz, die gemahlenen Senfkörner und das Paprikapulver in ein hohes Gefäß und vermixen Sie den Inhalt, mit Hilfe eines Handrührers gründlich.

Unter ständigem Mixen nun langsam das Öl tröpfchenweise in das Eigelb einrühren und dabei vorsichtig unter die Masse ziehen. Wenn das Eigelb-Öl Gemisch ausreichend eingedickt ist und eine cremige Konsistenz angenommen hat, wird mit etwas Zucker abgeschmeckt und ggf. mit Salz und Paprika nachgewürzt.

Der Joghurt kann optional untergerührt werden.

Sollte die Masse (speziell beim ersten Mal) nicht eindicken, nochmals probieren und die bereits fertige Masse zusammen mit dem Öl ein weiteres Mal unterrühren. Bitte nicht wegwerfen!

<u>*Danksagung*</u>

Ich möchte mich nochmal ganz herzlich bei Ihnen dafür bedanken, dass Sie sich die Zeit genommen haben, um dieses Buch zu lesen.

Hoffentlich können Sie was positives mitnehmen, denn das würde mich wirklich glücklich machen.

Wenn Sie mit dem Buch zufrieden sind, würde ich mich über ein Feedback in Form einer Produktrezension sehr freuen. Vielen Dank!

Impressum

Annika Rippelbach wird vertreten durch:
Jan Bloch
Bürgerweide 69a
20535 Hamburg